⑨ 鄰居長者 還好嗎？

大人照顧者

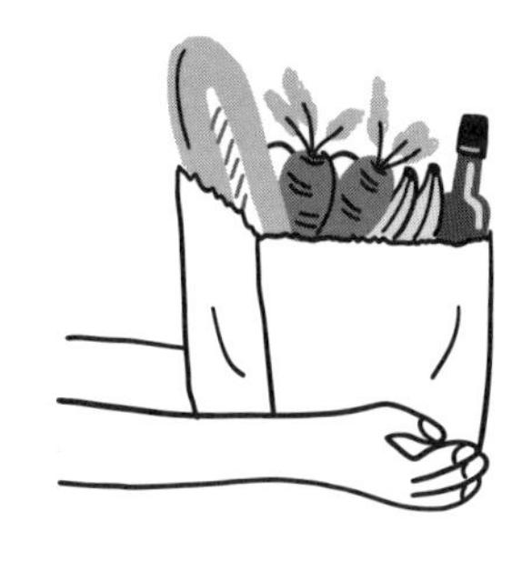

編者的話

文：陳曉蕾

最初設計這套《大人照顧者》系列報導，就希望其中一本可以是「鄰居篇」。正如帶大一個小孩，需要一整條村；讓長者安老，亦不是單獨一個家庭，或者社福醫護機構可以做到，需要整個社區一起幫手。

可是，誰會主動當好鄰居？

這本書抱歉是由「惡鄰」出發的：垃圾滿屋、走廊燒香、半夜剁肉餅……尤其當這些鄰居都是上了年紀，可能不自覺地滋擾了街坊，有什麼方法可以友善地溝通和跟進？

若然長者患有認知障礙症，遊走、發脾氣，甚至走失等等，處理方法可能很不一樣。當這些認知障礙症人士懷疑被虐待、照顧者壓力太大、情緒崩潰——更加需要左鄰右里及早發現。

昔日香港街坊見面常會打招呼：「飲咗茶未？」如今可能住了幾年都不知對方名字，可是當愈來愈多香港人上了年紀，絕大部份都待在家中，社區的支援更重要。

這本小書，承載了小小心願，希望大家一起編織長者友善社區。

目錄

1 ｜ 垃圾堆滿屋

香港住屋最大惡夢之一，就是遇上「惡鄰」：噪音滋擾、垃圾滿積、吸煙或燒香等氣味蔓延……而部份出現這些滋擾問題的鄰居長者，可能本身也不自覺，如何可以友善地溝通？

甚至一起幫手面對背後可能出現的情緒問題？

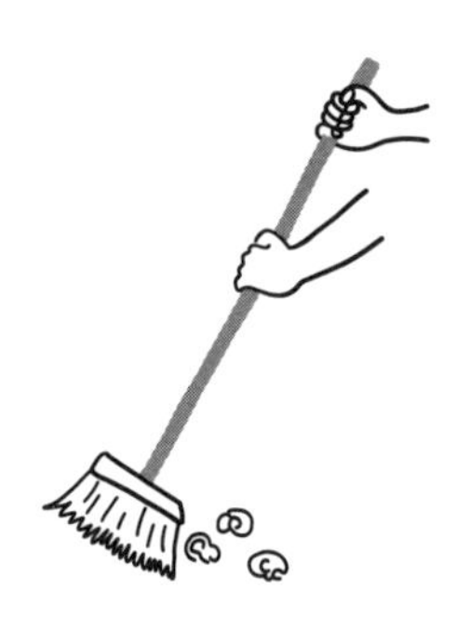

STORY

執屋後故態復萌

電視節目拍攝馬鞍山一個居屋單位：雜物多到堆出走廊，六十多歲的男戶主從六百多呎的「垃圾屋」爬出爬入，走廊公眾地方就成了他煮食和生活的地方。

鄰居被滋擾長達十年，食環署、社工及警察都曾經跟進，卻無法改變現狀。屋苑管理處向土地審裁處申請禁制令，男戶主寫了十多頁紙解釋後情況一度改善，但一個月後又打回原形。社署綜合家庭服務中心社工曾經跟進，節目出街後，社工再聯絡跟進。

囤積源於心結

「囤積物品只是表面那層，可理解為囤物者受了傷，但用不合格的膠布蓋住傷口。」救世軍自2021年展開「“掃”心事」——囤積行為人士社區支援計劃，接觸過近百個案的計劃主任王肇言觀察人們失控地囤積雜物，大多源於長期的孤寂、不安、焦慮，心頭有結未解。

囤積症的解藥，是處理情緒與內在需要。王肇言強調社區接納和支援，很影響囤物者的心態，他期望鄰居能避免指責，有餘力的，再進一步關心對方。

切忌只幫鄰居丟棄物品，既不治本，又不安全，很快會故態復萌。

王肇言歸納囤積行為源於三大原因：

1. 原生家庭有囤積習慣，耳濡目染下，子女習慣儲物。
2. 童年資源匱乏，認為丟棄物品是浪費。
3. 發生事故，例如家人離世、創傷、不適應退休，遂以擁有物件來營造安全感。

最近常有傳媒聚焦報道衞生惡劣、精神異常的囤積行為人士，王肇言接到不少個案反映，擔心被外界誤解。「囤積有唔同狀況，唔係個個一樣。」例如有些囤積者會刻意保持家居衞生，囤積的物品亦十分新淨。

常見謬誤

1. 囤積症患者以長者為主？

囤積並非長者「專利」。王肇言引述外國研究指，囤積行為一般於 11 歲至 15 歲開始出現，但到 40 歲左右，由於囤物者具購買力、囤積已維持一段時間，囤積狀況會變得嚴重並被發現。

2. 囤積物多是拾荒得來？

囤積與拾荒並無必然關係，囤積物可以是因過度購買、他人送贈或免費派發而來。

3. 囤物者家中一定污糟邋遢？

部份囤積人士只會在家中特定位置囤物，並繼續打理沒囤積的空間。

4. 囤積行為經治療後能完全「斷尾」？

囤積行為是囤積者長時間建構出來的生活習慣，王肇言坦言囤積者很難完全不囤物，但能夠控制在不影響生活、不構成家居危險的程度，維持平衡，已算是理想。

「囤積症」屬精神病

「囤積症」在2013年被醫學界列為精神病，患者在家中大量囤物，令特定位置被阻礙而未能使用，繼而影響日常生活、以至工作、人際關係。

與一般的物品收藏者比較，囤積人士對囤積物的滿足感較少，未必會整齊地收藏物品。他們會以囤積行為來減少負面情緒，但每隔不久，又需進一步囤積更多物品，而不論物品價值如何，囤物者亦難以捨棄物品。

九張相片知級別

想評估自己有否囤積問題，可使用這份雜物影像評量表（Clutter Image Rating），比對表內的相片和自己單位的情況。

評量表分別是睡房、廚房、客廳各九張相片，如果程度達第四級或以上，建議尋找臨床心理學家評估，或尋求社工協助。

STORY
退休購物狂

蘇小姐以往習慣以購物紓緩工作壓力，退休後經歷角色轉變，她愈加頻繁地購物，以抗衡寂寞及不安感，於是屋內放滿衣物、裝飾品、文具及各類生活用品。

後來社工與她一起訂立規矩，規定家中只能放一定數量的物品，多餘的必須丟棄或送贈。經過一年的輔導及收拾，她轉而投入參加長者中心活動，慢慢調整生活重心。

鄰居點幫忙？

嚴重的囤積行為影響公共衛生，王肇言明白對鄰居而言，很難完全理解及接納囤物者，然而外人愈加指責，囤物者就愈難跨越困局。而社區是否接納及支援囤物者，很影響囤物者能否持續「執屋」，在社工協助之外，自覺地處理物品。

換一換角度，嘗試理解囤物者「內心受了傷」，以關懷的態度出發，會更容易令對方感到受支援，慢慢打開心扉，接受社會服務援助。

王肇言指與囤物者的相處，可分為三個階段，他期望鄰居負責營造接納的氛圍，社工則主力輔導及指導執拾：

階段一：初次接觸
建議鄰居態度
鄰居見到囤物者，對話內容往往離不開關注其雜物、家居狀況，「好少關心點解囤積，背後發生咩事」。王肇言建議鄰居可先與對方打招呼、閒話家常，像一般鄰居般認識、關心，避談雜物問題。 經常面對指罵的話，囤物者會寧願無視、封閉自己，甚至出現防禦狀態，回罵對方。

社工角色

社工著重先與囤物者建立關係，展示關懷。王肇言指首要任務是聆聽：「聽佢講嘢，了解其生活狀況、面對的情緒、健康問題，佢自然會覺得我哋唔係逼佢處理問題，而係關心佢。」

階段二：漸漸熟絡

建議鄰居態度

與囤物者相熟後，鄰居可再了解其囤積狀況，「咁樣住會唔會唔舒服？唔舒服要出聲啊。」並協助對方連結社會服務，例如聯絡區內的長者地區中心、精神健康綜合社區中心，或綜合家庭服務中心。但緊記要尊重囤物者意願，如其表現抗拒，不要強逼對方接洽社工。

鄰居不宜在缺乏專業人士協助下，自行協助囤物者執屋，因為環境未必安全，亦需要配以手套、防蟲物品等裝備。只執屋而不面對心中情緒問題，很快會打回原形。

社工角色

社工會最少與囤物者面見一至三次，讓大家了解對方，商討雜物處理方法。

王肇言會與囤物者共同訂立捨棄物品的規矩：「重點是一起訂立，令他明白自己要負責。」例如衣物一旦大小不合、發黃、半年內不會穿，就要丟棄；或物品如超過某數量就要棄置。

階段三：落手清理雜物

建議鄰居態度

到了執拾的階段，囤物者需要決定物品去留，面對背後的心結，容易情緒波動。把雜物搬出屋外時，會有心理壓力擔心被鄰里看見。

王肇言建議鄰居營造支援的氣氛：「見過一些好鄰居幫忙買水、一起執拾，或叫對方一齊食個早餐先，像朋友般陪伴。」他強調社區支援對囤物者非常重要，當社工離開後，囤物者需自行執拾物品，獨自面對鄰里的目光。

曾經有鄰居在囤物者執屋途中指罵、拍攝，令囤物者緊張、自責，勾起不快回憶。紛擾的環境不宜執拾，社工會暫停執拾，有囤物者試過被指罵後不願意繼續與社工聯絡。

社工角色

社工會一同訂立具體的執屋目標、時間、休息間距，並聯同義工上門執拾，「例如可以每半小時休息一吓，每次毋須執拾太多物品、太長時間，否則他會感到沒完沒了。」執屋過程中，要讓囤積者找到成功感，欣賞及肯定自己。

首次執屋時，可選擇清理囤積者很希望能清空、使用的空間，增加動力。「例如客廳是一些囤積者很希望處理的空間，這代表家人能來拜訪，象徵與家人重新交往。」

及後，社工會邀請囤物者參與同路人小組，互相分享面對囤積的經驗。「好多囤積者在社區上是孤立個體，但小組的氛圍很舒服，容許他們互相支援。」

社工會持續跟進個案約一年。

囤積並非長者「專利」，但面對年老的囤物者，王肇言觀察到有兩個狀況較難解決：

1. 認知障礙症人士難以判別物件用途，亦無法記住物件擺放規矩。他們需要其他人幫助管理家居，社工會著重聯絡該人士可信賴的家人協助，共同商討對策。
2. 較年長人士的生活習慣奉行多年，往往根深蒂固。社工會多花時間與他們建立關係、討論物品取捨，「或許只能規管某個範圍給他囤物，讓他繼續做他舒服的活動」，盡量讓對方在囤物與生活間取得平衡。

救世軍「“掃”心事」—— 囤積行為人士社區支援計劃（暫至 2024 年 3 月）

向囤積行為人士提供家訪、執拾、個案管理等服務。須經社署、香港社會服務聯會會員機構、醫管局轄下醫務社會服務單位，或其他教會及地區團體轉介，並確認願意接受服務。

服務內容：

1. 外展家居探訪，為囤積行為人士評估家居安全，提供家居執拾指導，並聯同義工提供可行範圍內的執拾服務。
2. 由社工、心理學家、醫護專業等組成個案管理團體，以跨專業模式提供輔導。
3. 組織曾有囤積行為的同路人小組，建立支援網絡，互相分享改變行為的經驗。

電話：3188 5646 / 6032 1011

假如情況始終沒法改善，在香港目前有以下跟進途徑：

食環署投訴

鄰居的臭味或垃圾造成環境滋擾，可致電 1823 向食環署投訴。

食環署可向住戶發出「妨擾事故通知」，要求在限期內減少滋擾。若沒遵守即屬違法，一經定罪，最高可罰款一萬元，每持續一天罰款 $200。

房屋署投訴

如事發在公共屋邨單位，可以向屋邨管理處投訴。

噪音、滴水、垃圾屋等情況，署方會先向住戶發出書面警告，問題沒改善便會扣分。隨地便溺、高空擲物等嚴重情況，會即時扣分。住戶兩年內被扣滿 16 分，會被終止租約。

申請禁制令

業主或租客若自覺滋擾，可以循民事向法院申請禁制令，禁止對方繼續滋擾。違反禁制令屬藐視法庭，一經定罪，可被判罰款或監禁。

入稟索償

鄰居可以入稟法院索償維修費、暫住其他地方的費用、物業貶值的損失，以及不能享受舒適生活等損失。除了滋擾者外，單位業主和租客明知但任由滋擾持續，均須負上法律責任。

申索金額不超過七萬五千元，可在小額錢債審裁處追討，不用委派律師。但審裁處無權發出禁制令，強制鄰居停止繼續作出干擾行為。

小額錢債審裁處

索償更高金額，要向區域法院或高等法院原訟庭提出訴訟。法庭也有權發出禁制令，但程序複雜、需時甚久，並可能要支付法律費用。詳情請看「香港大學社區法網」。

香港大學社區法網

鄰居的情況

嘗試過的方法

相處心得

STORY
剁肉餅好嘈

2021 年網上流傳一張房委會通告：清晨時分有住戶剁肉餅，滋擾鄰居，引起網民熱議。不少人感同身受，投訴很多公公婆婆凌晨已經起床，一早準備食材，噪音擾人清夢。

長者退休後，作息時間可能跟一般打工仔不同，加上聽覺機能減退，有時會發出噪音而不自知。例如調大音量播音樂、看電視，或是斬雞、剁肉餅……如果鄰居認為噪音嚴重影響平日的舒適生活，可以報警，因為《噪音管制條例》列明任何人違反規定，便觸犯刑事罪行，定罪後最高可罰款一萬元。

STORY

頻頻燒香燭

2011年有一名懷孕婦人因難忍鄰居在門外燒香，令她呼吸困難，甚至要提早剖腹產子，於是入稟區域法院禁制鄰居燒香。她指出，這名鄰居每日多次在門外用兩個香爐各燃點三支香燭，每次燒香時間超過一小時。

法官陸啟康指香港地方狹窄，鄰里間應互相體諒，雖然住戶有權燒香稟神，但鄰居也享有免受滋擾的權利，被告沒有正視行為對鄰居的影響。法官最終判被告敗訴，須向原告賠償七萬五千元及大部份訟費，並下令限制被告每日燒香次數和時間，而且只可燒環保香。

長者一些生活習慣，若鄰居覺得受到滋擾，也可以循民事跟進。以上燒香的案例，鄰居循民事途徑入稟索償，並獲得勝訴。

鄰居也可以向食環署投訴。《公眾衞生及市政條例》列明「從任何處所發出塵埃、煙霧或臭氣，其方式足以構成妨擾」，即屬違法。

什麼是滋擾？

《普通法》保障任何人有享用住所的權利，如果長者行為滋擾到鄰居，是有民事責任的，受滋擾者無論是業主還是租客，都可以提出民事索償。

滋擾是指以一般人的準則而言，為他人的生活帶來不便、阻礙他人舒適生活。

但如果干擾問題在社區存在已久，法庭未必會考慮，除非突然急劇惡化。而法庭在判斷某行為是否構成滋擾時，會採用一般人的容忍程度為標準，假如申訴人異常敏感或過度容易受影響，申訴便未必成功。

法庭也會考慮干擾者的意圖、發生頻率、造成的影響是否持久等因素。

鄰舍糾紛
法律資訊

資料來源：香港大學家庭社區法網

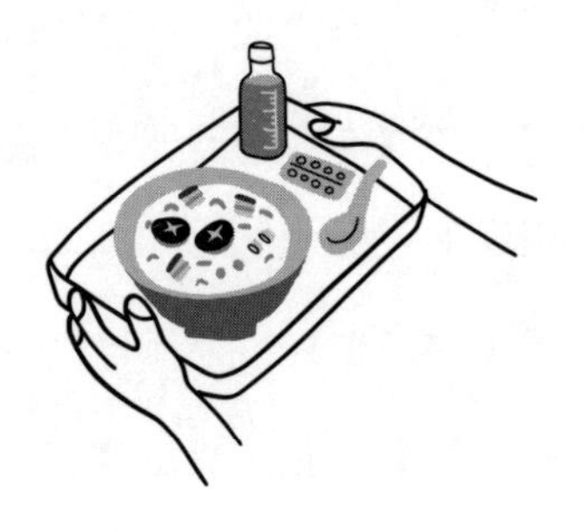

2 | 原來生病了

鄰居長者似乎有些「奇怪」行為：遊走、大吵大鬧、情緒激動……有可能是患有認知障礙症。

耆智園副總經理崔志文指照顧者有責任解釋，鄰居才會明白、願意幫忙；有需要時，鄰居有機會為長者領路回家、安撫情緒、協助找家人等等，角色十分重要。

這份信任，需要照顧者和鄰居雙向建立。

STORY

大廈火災 鄰居幫忙逃生

Nathalie 與患有認知障礙症的媽媽不同住，日常照顧交由兩個外傭負責。她一早向隔壁的相熟鄰居交代媽媽患病：「阿媽有時會曳，大吵大鬧，嗌救命，唯有向鄰居講句唔好意思，同時睇下點減輕媽咪狀況。」

雖然媽媽有外傭看管，但遇到緊急情況，不得不靠鄰居幫忙。早前單位樓上發生火警，媽媽坐輪椅疏散時，遇上四個「後生仔」新住客，協助抬媽媽連輪椅落樓。Nathalie 很感恩：「媽媽 180 磅！好唔容易，真是人性的光輝。」火災撲熄後，Nathalie 再收到那位相熟鄰居來電，指媽媽已平安回家，但有污水入屋，晾衫繩亦燒焦了。比起外傭，鄰居更熟悉單位結構，擅於觀察狀況，這令 Nathalie 更安心。

與這位鄰居相熟始於微時，Nathalie 笑言全靠「個底打得好」：「他媽媽失明、妹妹智障，以前我媽閒時會幫手照顧，煲湯就攞多碗過去。」數十年過去，照顧角色互換了。近年屋苑須強檢、媽媽吵鬧時，鄰居也會通知 Nathalie 一聲，關心幾句。

鄰居體諒媽媽，令 Nathalie 減輕不少壓力。但她明白，即使鄰居未能體諒，照顧者也要諒解，並可嘗試由自己出發，與鄰居打好關係，「我好建議大家與鄰居建立關係，打招呼、點頭微笑係基本動作，之後再係咪建立到，就係過程。」

家人怎開口？

認知障礙症人士會出現不同症狀，情緒狀況例如焦慮、多疑、發脾氣；行為問題如徘徊遊走、叫喊、重複特定行為等，都容易被鄰居察覺。

耆智園副總經理崔志文表示，鄰居如表現冷漠，大多源於不知情：「好多時鄰居並非不願關顧長者，只是不懂關顧，或誤以為認知障礙症人士患精神病。」眼見好些照顧者未必願意向鄰居透露太多，他強調：「家人和鄰居，是雙向建立的關係。」想建立認知障礙症友善社區，雙方都要行多步。

「有些家人好敏感，驚被人笑，會同鄰居話『無嘢，老人家係咁㗎喇』。但其實認知障礙症唔係咩羞恥嘅事，鄰居亦未必咁諗，係照顧者自己驚。」崔志文建議照顧者「開放啲」，主動向鄰居講解長者病況、行為及情緒問題，希望鄰居能理解狀況，甚至在關鍵時刻幫忙。

面對鄰居誤解認知障礙症病情，照顧者可以善意澄清：「可能鄰居話『佢係冇記性嘅啲嘛』，咁就要講『唔係冇記性㗎，有時佢會亂咗籠，走咗出去。有時見佢行過你門口，幫我嗌一嗌住佢？』」

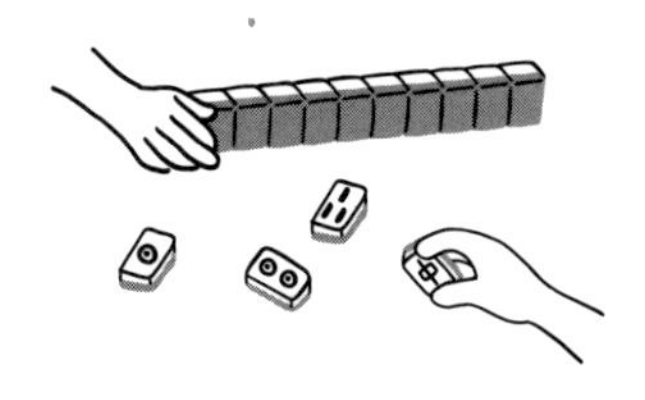

鄰居怎幫手？

鄰居與認知障礙症人士家屬初相識時，毋須過問太多私隱，崔志文建議不妨簡單說句「照顧老人家唔容易，要幫手出聲啦」，及後再慢慢熟絡。

至於與認知障礙症人士的溝通和相處，則需多些技巧：

- 與認知障礙症人士碰面，可多留意其外表、衣著、喜好、出沒地方等，以便有需要時打開話題。
- 鄰里關係再密切一點的話，不妨與認知障礙症人士合照、拍片：「視覺提示對他們好重要，如果患者再見面時不認得鄰居，可以透過相片提醒他們，打開話題。」

- 認知障礙症人士難以接收新資訊，記憶力及判斷能力下降，尤其獨居者更需要關懷。如鄰居知道有合適社區活動、健康檢測，可「預埋」認知障礙症人士，陪同對方參加，讓對方投入社區。
- 再熟絡一點的話，鄰居可為長者家居進行小改動，讓對方建立更便利、安全的生活。例如幫忙添置壞了的家品、送贈抗疫物資、提議對方租借樂齡科技產品。

總括而言，崔志文形容以下三個「E」字，是鄰居三大可幫忙的範疇：

Engage，讓患者投入社區；

Empower，發生危機時幫忙把關，支援家人；

Enable，讓患者繼續住在理想的居所。

行為有異樣？

受環境因素或身體不適影響，認知障礙症人士會出現不尋常的行為表現，街坊在餐廳、巴士站、銀行等也可能遇到。

此時可留意對方需否協助：例如聽見認知障礙症人士與家人吵鬧，發生爭執，可問候一下了解情況。當患者見到第三者，情緒會較為平定。

又例如見到認知障礙症人士忘記所住單位，在大堂或走廊徘徊，甚至在不適當的時候如凌晨外出，可關心他們去哪兒，陪同他們回家，並通知其家人要留意情況。

認知障礙症人士有可能抗拒陌生人的協助，崔志文解釋，患者也是「人心肉做」，而且比一般人容易不安：「可能你來歷不明，佢亦唔明你幫佢啲乜。」他建議鄰居以認識朋友、而非給予幫助的角度出發，「可以講：『我都住喺附近，想認識吓鄰居，我可唔可以認識吓你，交個朋友？』比起問：『見到你行嚟行去，有冇嘢幫到你？』會冇咁冒犯。」

認知障礙症人士容易講晦氣說話，表現抗拒。崔志文坦言，當鄰居一再被拒絕，也許沒信心再施予援手，他鼓勵大家「想幫手，面皮要夠厚」。如嘗試數次也難以溝通，可找社工或專業人士協助。

可幫忙的街坊 **聯絡方法**

注意事項

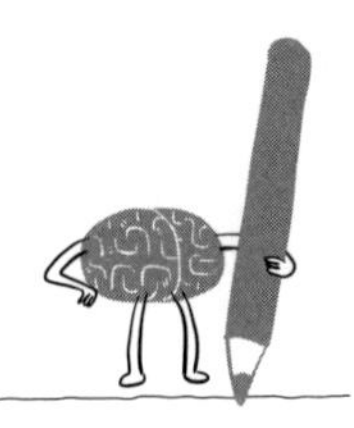

作為街坊，點幫手？

懷疑遇到走失長者？

崔志文曾訓練不少專業人士應對認知障礙症患者。他相信管理員、巴士司機，以至一般途人大部份非不願幫忙，只是他們不懂得如何幫。他建議可循三個步驟處理：

第一步：盡快取得對方稱呼以取信任

認知障礙症患者對不熟悉的人和物都容易感到不安，因而可能會發脾氣、或想走開。

崔志文建議看見四處張望、懷疑是走失的患者時，可先報上自己姓名，然後查詢稱呼，此後多稱呼對方，讓他感覺你們是互相認識的。取得信任後，才查問更多資訊，予以幫助，切忌心急「幫倒忙」。

第二步：避免抽象問題

「你住邊呀？」、「你從邊度嚟㗎？」等問題一般人聽起來簡單，但原來開放式問題、患者答不出答案的問題，也有可能令患者不安。

崔志文建議，發現患者回答不來，便改問些「一定答得出」的問題，慢慢建立他的安全感。例如：「你見唔見到前面有張凳？我哋過去坐好唔好？」、「你係咪帶咗個袋呀？（已經看見袋子）」。

成功穩定患者情緒後，可以問問題引導對方打開袋子，尋找電話或其家人聯絡方式。為免自己受懷疑，即使要拿起對方電話幫忙撥號，也必須每步交代清楚，讓患者繼續安心。

第三步：保護自己免受懷疑

最好是多找一位途人一起幫助並互相做證。若無法找到聯絡方法，最後一著便是報警處理。崔志文估計，整個過程約十分鐘，若久未獲信任，他也建議好心人在警察來到之前，問准對方盡量留在他身邊，至少可保安全。

社工：留意長者外觀

博愛醫院社會服務副總監（安老服務） 單淑勤多年來都在社區支援認知障礙症人士。她強調，認知障礙症中後期患者作簡短對答時，也可以十分流暢，行動大致自如。 當長者在街上有以下異狀時，可能是走失，不妨多加留心並上前關心：

留意長者的神情：是否一臉茫然，六神無主地四處問路？

留意長者的衣著：例如正值上班上學時間，婆婆卻只穿著家居服和拖鞋說要回家，是否有點奇怪？

嘗試了解長者的行蹤：長者從哪裡出發？他要去那個地方的原因？

「當你有理由相信遇到的是走失長者，記得要先安撫長者的情緒，讓他感到安全。並且告訴長者你會找可信任的人幫手，然後報警求助。」單淑勤指出。

香港認知障礙症協會：
認知無障礙環境

耆智園：
認識腦退化症

認知障礙症人士
可豁免刑責？

律師蘇文傑在「世界認知障礙症月：醫社與你跨越逆境」論壇上，解說認知障礙症人士一旦惹上官非，會有什麼法律後果。他指視乎罪行性質和案情輕重，執法機構和法庭有不同處理方法。

1. 性質輕微的案件

視乎罪行嚴重程度和長者背景，有機會不用上庭；或者即使上庭，也不用受審：

- **總警司警誡**

自 2008 年起，警方將青少年警司警誡計劃引伸到長者。如果長者初犯、年滿 65 歲，而且所犯的罪行性質輕微，例如偷竊低價值物品、輕微肢體碰撞等。警方有機會酌情運用「總警司警誡」處理，不會提出起訴，長者不會留案底。

- **簽保守行為**

稍為嚴重的罪行可能會提出起訴，屆時長者便需要上庭。如果性質輕微，而長者是初犯，再加上年紀大或有健康問題，並願意承諾指定期限內不會再犯、行為良好，受害一方亦同意不追究，控方便可能不提證供起訴，以簽保守行為方式處理，長者不用受審，只要守承諾便不會留案底。

如果無法用上述方式處理，長者可能要接受審訊。不過一旦定罪，可用患病作為求情理由。

2. 性質嚴重的案件

例如傷害他人、嚴重性罪行等。即使長者患有認知障礙症，律政司同樣會提出檢控。但在法庭上，辯方可以請求索取至少兩份精神科醫生報告，證明長者患病。但醫生意見只供參考，最終決定權在法庭：

- **不宜答辯或受審**

  《刑事訴訟條例》第 75 條規定，如果法庭信納醫生意見，裁定被告因精神健康問題不宜答辯或受審，會繼續調查他有否作出被指控的作為。如果有，法庭會視乎醫生意見決定處置方式，例如判入院令。

CASE

87 歲伯伯被控在院舍用鋼架襲擊兩名院友。陪審團認為他不適合受審，但裁定他的確有做出犯罪行為。醫生指伯伯有晚期認知障礙症，病情會持續惡化，建議他入院治理，獲法官信納。

▪ 入院令

根據《精神健康條例》第 45 條，若果兩名醫生均認為被告屬精神紊亂，更適合羈留在精神病治療中心或精神病院，而法庭認為入院比監禁合適，可判處入院令。

CASE

82 歲伯伯被控用刀襲擊安老院院友，醫生證實他患有認知障礙症及妄想症，以為旁人想傷害他，建議法庭發出入院令。法官最終將伯伯判入小欖精神病治療中心，接受三個月治療。

▪ **判監**

如果醫生認為長者患有認知障礙症，但犯案時有基本判斷及思維能力，而且精神狀態穩定，未必會建議入院令。長者可能會被判監，但患病可以是求情理由，法庭或會酌情減輕刑罰。

CASE

64 歲伯伯被控用錘打妻子的頭部，令她頭皮撕裂。醫生認為他雖然患有認知障礙症，但有基本記憶力和思維能力，而且不需要住院治療。法官考慮認罪及求情後，判他入獄八個月。

守護咭

照顧者防患未然，可以向警署、綜合家庭服務中心或院舍索取「守護咭」，寫上親屬聯絡方法及病況，方便警方調查時聯絡。

3 ｜ 懷疑被虐待

看到長者在街上徘徊、情緒低落，應該怎樣協助？

尤其認知障礙症人士似乎沒被照顧好：不斷被家人責罵、被趕出門口、外傭漠不關心、甚至被扣起福利金……這算是虐待嗎？

過去社署曝光的個案中，多數施虐者是受虐長者的配偶或子女，反映家居是虐老的高危場所——而鄰居有機會率先發現，可以幫到手。

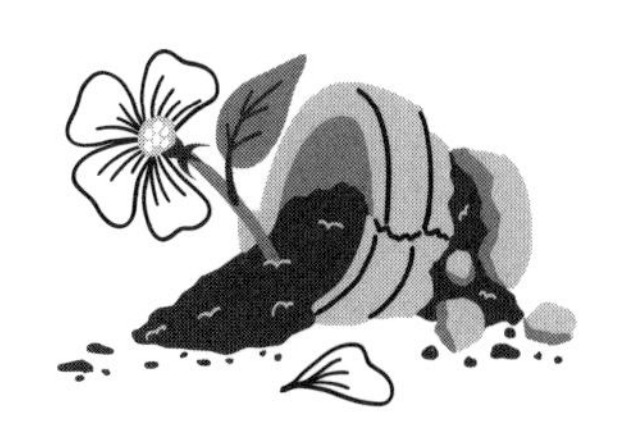

何謂「虐老」？

根據社署指引，虐老等於傷害長者福祉或安全的行為，或不作出某些行為，令長者的福祉或安全受損。

虐待不止是肢體暴力，還有精神虐待、性虐待、疏忽照顧、遺棄、侵吞財產，共六種。社署數據顯示，2021 年已曝光的四百多宗虐老個案中，大部份涉及身體虐待，其次是精神虐待及侵吞財產。

2021年新呈報虐老個案

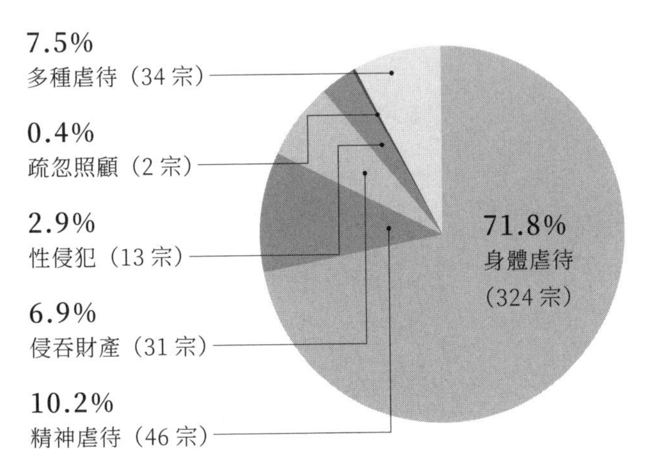

資料來源：社署

疏忽、遺棄也是虐待。對自理能力低的長者而言，無人理會、任由他們自生自滅，都是一種虐待。台灣法例列明，子女及父母之間有雙向照顧責任，不履行便屬違法。但在香港，法例只禁止遺棄及疏忽照顧兒童，不保障面對同一處境的長者。

STORY
被女兒冷待

80 歲婆婆退休後與女兒同住，每月領取的政府津貼被女兒扣起，只向她發還 $100 生活費。

起初婆婆想息事寧人，即使經濟拮据也不作聲。

當婆婆鼓起勇氣取回津貼時，女兒非常生氣，規定她只可將個人物品放在自己的床上。即使婆婆生病，女兒也不聞不問。面對女兒的長期冷漠對待，婆婆感到心酸難堪。

識別受虐長者

下面是一些真實虐老個案，能否分辨所屬哪種虐待類型？

個案	類型
1. 體弱多病的婆婆被兒子帶到街上，強逼她向途人行乞，三餐不繼。	
2. 婆婆的兒子長期咒罵及恐嚇她，更佯裝要與她一同跳樓。婆婆精神恍惚，多晚沒睡好，結果在商場暈倒。	
3. 婆婆的女兒常常大發脾氣，有時更會用枴杖或雜物打她。	
4. 婆婆被女兒和女婿趕出家門，在公園露宿。	

答案：1. 疏忽照顧、精神虐待 2. 精神虐待 3. 身體虐待 4. 遺棄長者

所有長者均有可能受到虐待，與經濟及教育背景沒有必然關係。支援受虐者的東華三院芷若園，拆解一些常見謬誤：

1. 無心之失的傷害行為，不算虐老？

事實：即使不是故意，有關行為也可能構成虐老，例如兒子忘記照料母親的起居飲食。

2. 若長者不覺得被虐待，便不能算作虐老？

事實：無論長者是否覺得被虐待，有關行為本身已足以構成虐老。

3. 長者身上有明顯傷痕才算受虐？

事實：虐老的形式有多種，只要令長者的福祉及安全受損，已是虐老。

4. 自理能力低或體弱的長者才會受虐？

事實：不一定，精靈健康的長者也會受虐，反而可能因其形象陽光正面，受虐時更難開口求助，尤其當施虐者是家人。

幾時要幫手？

芷若園社工隊長吳劍珊指，大部份虐老個案都不是長者自行求助，而是由警方、醫護人員或街坊鄰舍轉介。她強調：「真係要大家幫手。」雖然長者是成年人，但未必懂得求助，「唔好嫌長氣，多關心一句，長者未必願意主動講，但當有人關心，佢哋就會肯講。」

因體弱、認知受損或經濟不獨立以致需要依賴他人照顧的長者，較易受虐。教育水平高且經濟充裕的長者也會因體弱而受到身體、精神或經濟虐待。

綜合社署及芷若園建議，當發現以下情況時，需要加倍留意：

長者：

- 身上有無法解釋的傷痕
- 體重暴跌、營養不良，飲食無規律或缺乏食慾
- 長期單獨逗留在外，外表骯髒
- 衣著不合宜，如穿著過多、過少衣物
- 經常生病，沒有合適的醫療照顧
- 情緒易波動或失控，有抑鬱、自殘傾向
- 害怕與人接觸，尤其面對施虐者時表現驚慌
- 不願透露受傷原因，甚至不願求醫
- 經常獨自遊蕩
- 依賴他人處理財務，或無故把銀行戶口、樓宇屋契等轉名

懷疑施虐者：

- 與長者的關係生疏、惡劣
- 不讓長者單獨見其他人
- 有暴力行為，或精神狀態及情緒不穩定
- 經常指責長者
- 缺乏照顧長者的知識或經驗，或不願意照顧長者
- 不合理地限制長者的活動自由，例如鎖在住處或不准回家
- 經常唾罵、詆毀、怪責或侮辱長者
- 不顧及長者私隱
- 身上常有酒味，或濫藥、嗜賭
- 經常向長者索取金錢

五個特徵 容易疏忽照顧

2012 年，嶺南大學亞太老年學研究中心發表研究結果，指疏忽照顧長者的個案有以下特點：

1. 長者獨居，主要靠政府援助金生活。
2. 長者有健康問題，雖不一定是風險因素，但可能成為與家人關係破裂的導火線。
3. 施虐者在缺乏關懷及良好教育的家庭中成長。
4. 施虐者多是已婚男性，是家庭經濟支柱。
5. 中港結合的「跨境婚姻」中，當內地來港妻子有經濟能力及社交支援，而丈夫失去經濟能力及健康衰退，經濟問題便成為導火線。

幫手前注意

鄰舍輔導會安老服務總監李蔭國呼籲，鄰居平時多關心隔壁長者，建立關係，有助及早發現虐老端倪。如見長者有異樣，可主動攀談了解情況，但需要注意：

1. 不要批判

不少施虐者都是長者家人，但家家有本難念的經，「有時老人家係一個版本，當仔女講，可能又係另一個版本。」過早下判斷批評施虐者，可能會適得其反，令長者不願傾吐。

2. 態度誠懇

為長者建立求助的心理準備，知道有人真心關心自己，而非出於「八卦」。

3. 旁敲側擊

先與長者建立關係，不要一開始就打聽虐待，「因為佢心情都複雜，如果太快追問，可能令佢唔想講落去。」他建議由淺入深，先從關心長者生活著手，例如問：「最近心情點？最近身體狀況點？」如果長者不抗拒，可以追問：「最近同屋企人關係點？」

4. 了解事件

當長者願意傾訴，可嘗試進一步掌握事件，包括事發時間、施虐的頻密程度和嚴重性。

然而表達能力和記性較差的長者，尤其是認知障礙症人士，即使受虐也未必能清楚表達。鄰居可持續留意事態發展，平時也多與長者聊天，保持聯繫。

長者不願求助

社署數據顯示，在 2021 年已曝光的四百多宗虐老個案中，被虐長者多數是女性；超過六成施虐者是配偶，其次近兩成是子女。

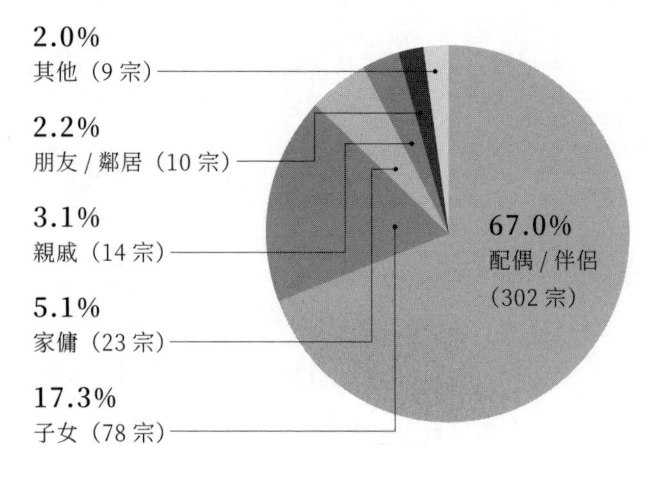

資料來源：社署

由於施虐者多數是家人，故長者可能不願訴說及求助。除非長者有即時人身安全威脅，或屬於沒有精神行為能力的人士，否則鄰居應尊重其作為成年人的選擇，切勿強逼長者求助。

受虐長者常見疑慮

1. 害怕家醜外傳、施虐家人被捕

勸說技巧：除非長者有嚴重的即時人身安全危機，否則社工會保密，不會向社署呈報或報警。

2. 認為被家人虐待是小事，外人未必明白，希望大事化小

勸說技巧：如長期啞忍，施虐者只會變本加厲，因此應盡快求助以免事件惡化，釀成悲劇。

3. 生活及經濟上都需要依賴施虐者

勸說技巧：社工會用不同方法介入，不一定要長者離開原有居所。

4. 認為自己不久人世，寧願忍讓包容

勸說技巧：每個人都有權活得有尊嚴，不在於壽命長短。

資料來源：芷若園

如果勸解無效，李蔭國建議鄰居可以：

1. 打好關係

平日多觀察事態發展，多向長者噓寒問暖。

2. 鼓勵長者參與社區活動

例如長者中心或綜合家庭服務中心的活動，並悄悄向中心社工說明長者的情況，讓社工多加留意，有需要時介入。

3. 找社工商量對策，按需要上門探訪

鄰居可自行去長者中心、綜合家庭服務中心求助，由社工給予專業意見跟進。

有需要時外展社工會上門探訪：「會搵啲理由，中秋就中秋探訪、聖誕就聖誕探訪，帶啲禮物包上去同老人家聊天。」建立關係及了解狀況後，再適時介入，但不同中心的做法或有差異。

鄰居長者的情況

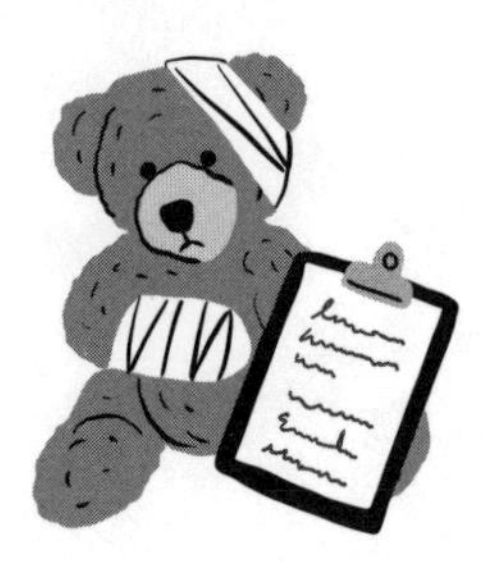

4 ｜ 受虐搵邊個？

如長者在社區受虐，鄰居的主要求助途徑是警方和社工。如長者有即時人身安全威脅，例如被毆打，可致電 999 報警，否則可建議長者找社工。

1. 警方

社署有明確程序，指引警方如何處理虐老個案：

1. 接獲報案後，警方會到現場調查及蒐證，了解長者基本資料及受虐性質

2. 如有需要，警方會帶長者及相關人士回警署錄口供：

- 長者可要求一名信任及熟悉的成年人陪同錄口供
- 如長者屬精神上無行為能力人士（MIP），警方應將過程錄影
- 如長者正接受定期醫療或臨床心理服務，警方須聯絡主診醫生或臨床心理學家，評估長者是否適宜作供；如情況緊急但長者沒接受有關診療，警方可向醫管局求助

3. 在長者同意下，警方會將個案轉介社署跟進

↓

4. 若長者拒絕轉介，警方會留下一張「家庭援助服務資料咭」，讓長者自行求助

↓

5. 如案件被評定為高危個案，即使長者不同意，警方仍可轉介至社署跟進

↙ ↘

如證據充足，警方會考慮起訴施虐者

↓

審訊過程中，被虐長者或要出庭作供

如證據不足，而事件涉及家庭衝突，警方會向施虐者發出「家庭暴力事件通知書」，以作警誡

資料來源：社署《處理虐待長者個案程序指引》(2021 年修訂)

2. 社工

法律申訴以外，另一個主要處理虐老問題的途徑，是找社工幫手。

根據 2021 年修訂的《處理虐待長者個案程序指引》，如社工發現長者有抑鬱症狀或嚴重情緒困擾，應轉介至老人精神科或臨床心理服務。此外，社工須尊重長者的意願，除非涉及嚴重人身安全威脅，否則不會報警；如長者不願意，不會接觸其親友。

長者地區中心、長者鄰舍中心、綜合家庭服務中心、醫務社工、安老院舍等服務單位收到求助或轉介

蒐集受虐長者的資料，並確定處理個案的單位

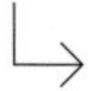

負責單位調查及跟進事件，會見長者、家屬及相關人士，按情況安排家訪

虐老事件

評估即時危機，按需要報警或求醫

如施虐者涉及服務機構，通知監察機構;如涉及安老院舍，通知安老院牌照事務處。如不屬任何單位，直接跳下一步。

- 按需要召開專業個案會議
- 為長者制訂福利計劃、安排所需服務
- 向「虐待長者個案中央資料系統」匯報

非虐老事件

有關單位繼續跟進其他需要或結束個案

資料來源：社署《處理虐待長者個案程序指引》(2021 年修訂)

社署服務

社署轄下的綜合家庭服務中心、長者地區中心和鄰舍中心均會處理虐老的個案，鄰居可以帶長者向就近的中心求助。社工了解情況後，會提供情緒輔導，並視乎長者意願決定是否「開 file」跟進。

浸信會愛羣社會服務處長者服務地區督導主任黃銀中指，轄下長者鄰舍中心接觸到懷疑個案後，社工會先了解虐待性質，然後提供相應服務。如果涉及家庭衝突，例如施虐者是長者家人，便會與綜合家庭服務中心或非政府機構合作。

她舉例：「可能個仔失業，令到婆婆同新抱關係唔好，家庭服務（中心）會有啲資源，例如緊急經濟援助，已經可以初步處理到。」如果問題嚴重，例如媳婦趕婆婆出門，「可能要幫佢申請個單位，唔好同新抱同住，或者去安老院」。如涉及精神健康問題，便會與精神健康綜合社區中心（ICCMW）合作處理，「所以會有唔同（合作的服務單位）組合」。

一旦涉及嚴重暴力，社工便會安排長者入院驗傷，並防止施虐者接近。

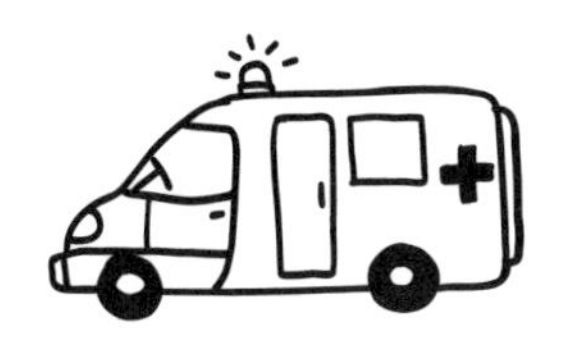

STORY

到安老院暫住 以免兒子施虐

婆婆經常被暴躁的兒子毆打，但擔心兒子被捕，故一直沒向人透露。

直至有一天，長者中心社工發現婆婆的額頭有傷，於是帶她去醫院驗傷。醫生發現她全身佈滿瘀痕，中心社工遂立即聯絡醫務社工，並通知院方禁止兒子探訪。

婆婆留醫期間，中心社工聯同醫務社工、醫生召開跨專業會議，評估婆婆的情況。他們認為婆婆不能回家，否則可能再被打，於是安排她出院後到安老院暫住，並拒絕向兒子透露地點，以免他去院舍施虐。

至於兒子的情緒問題，便交由家庭服務單位社工跟進。

非政府機構

不少機構也會處理虐老個案，包括提供即時外展服務的芷若園、處理家庭危機的向晴軒，以及專責協助女性受虐者的風雨蘭、香港婦女中心協會。各機構的處理程序不盡相同，一般會先了解長者及施虐者狀況，評估有否即時危機，再提供相應跟進如情緒輔導、安排緊急住宿等。

「長者就算講自己的問題，首先都唔係諗自己，而係件事對家人有咩影響：會唔會令家人被捕？雖然嗰個係施虐者，但都係佢嘅家人。」芷若園是本港少有專門處理虐老及家暴的機構，社工隊長吳劍珊指，收到求助後會顧及長者意願，再決定是否向社署呈報，以免長者因擔心「連累」施虐家人而啞忍虐待。她強調：「我哋唔係要界定邊個係施虐者、邊單係虐老，雖然定義係重要，但我哋會睇返長者福祉。」

芷若園地址保密，為受虐長者提供臨時住宿服務，一般最多住兩星期，「有個安全環境安頓咗先，停低諗吓點樣處理」，其間社工會繼續跟進。吳劍珊說，在一些子女施虐的個案中，施虐者可能本身有情緒或精神問題，「當父母離開咗，佢哋有空間諗下問題應該點處理，係咪應該睇醫生，處理好就可以同老人家好好相處。」

若勉強同住無幸福，社工會建議長者遷出：「我哋會轉介去綜合家庭服務中心或長者中心，佢哋會幫手申請院舍。如果輪候需時，就幫長者申請綜援。」

對於一些家人之間的照顧分歧，社工會先嘗試溝通，以長者的福祉及意願為先。例如有一位中風伯伯被家人要求自行吃飯，「會睇吓講道理解唔解決到，例如醫生都認為伯伯冇可能恢復。」如果家人不講道理，甚至有精神問題，無法照顧長者，社工便會考慮申請監護令。

STORY
社工輔導兩難母親

婆婆與脾氣暴躁的兒子同住，有天他扔爛婆婆的物品，並威脅：「再唔走我就殺死你！」她很害怕，離家後在天橋徘徊。

有街坊發現婆婆頭耷耷，遂上前查問。婆婆表示走投無路，打算跳橋自盡，街坊立即帶她向區議員求助。

芷若園接手後，婆婆表示很擔心兒子會惹官非，社工解釋除非她有即時生命危險，否則會尊重她的報警意願。輔導過程中，社工與婆婆回憶母子相處的時光，問她是否願意繼續這樣生活下去。

STORY
住宿有安排

伯伯原本與兒子同住，疫情肆虐期間伯伯不幸感染，被兒子趕出家門。父子因而發生衝突，期間伯伯被打傷，求醫時醫生懷疑他被虐待，於是向社署通報。

鄰舍輔導會轄下長者中心的社工接手後，嘗試居中協調，緩解父子矛盾。但兒子不肯讓步，伯伯康復後也不能回家。社工於是為伯伯安排短期住宿，並問伯伯是否願意住安老院。伯伯考慮了很久，最終決定入住，社工於是幫他加快輪候安老院舍宿位的時間。

鄰舍輔導會安老服務總監李蔭國指，如受虐長者與施虐者同住，社工評估後認為長者不宜回家，又沒有其他親友可提供居住地方，便會為長者申請緊急短期住宿。

解除即時危機後，社工會為長者訂立長期福利方案，包括照顧、財務及居住事宜。例如為長者申請綜援、長生津等公共福利金。如有長者住宿需要，會建議長者向房屋署申請分戶，或協助申請安老院宿位。

現時社署和不少社福機構都為受虐者提供短期住宿，全部免費，住宿期為兩星期至三個月。

住宿詳情

社區有支援

1. 社會福利署

非專門處理虐老個案，但當值社工會提供即時輔導、介紹適合的社區資源，包括各區服務單位的地址及聯絡方式。

24 小時熱線：2343 2255

2. 東華三院芷若園

為被虐長者提供即時危機評估、輔導、外展服務及短期住宿，並轉介有需要人士至社署、醫管局、警方或其他相關機構，亦可安排入院或入住庇護中心。

24 小時熱線：18281

3. 明愛向晴軒

為面對家暴、家庭衝突、婚姻及個人情緒健康等問題人士，提供即時危機評估、輔導、緊急住宿及轉介服務。

24 小時熱線：18288

4. 風雨蘭

為遭受性暴力的女性提供 24 小時支援，包括情緒輔導、外展服務、報案程序支援、即時及事後醫療支援、免費法律諮詢。

電話：2375 5322

SafeChat
網上支援

網站

5. 香港婦女中心協會

為受家庭問題困擾、受虐或單親婦女提供情緒支緩、社會資源轉介及危機處理，並提供免費法律諮詢。有經濟需要的婦女可申請臨時經濟援助。

電話：2386 6255

6. 保良局樂和社區資源中心

支援受家庭或伴侶關係困擾的男士，提供情緒支援及服務資訊。如有需要，社工可電話跟進或面談輔導。

24 小時男士專線：2890 1830

7. 賽馬會和諧之家一心家暴防治中心

為受虐者及施虐者轉介輔導及社區資源。

電話：2342 0072

另設以下熱線支持有需要人士，服務包括情緒支援、個案跟進、安排入住庇護中心等。

24 小時婦女熱線：2522 0434

男士熱線：2295 1386

（周一至五，公眾假期除外）

照顧者施虐？

鄰居除了發現認知障礙症人士被虐待，也很大機會觀察到照顧者會否過勞，壓力太大。

香港大學於 2010 年發表研究，訪問了 122 名認知障礙症長者的照顧者，發現分別有 62% 及 18% 照顧者，過去一個月內曾對長者施以言語及身體虐待。而照顧壓力愈大、施虐可能性愈高，尤其是同住、缺乏家傭支援的照顧家庭。

「施虐者都知道唔應該咁做，佢都唔想咁做。當支援唔夠，自己都頂唔順，就會有虐老風險。」芷若園社工隊長吳劍珊認為，不少照顧者因不了解社區支援服務，獨自面對壓力，沒有喘息空間。例如曾經有位女士來電求助，指患認知障礙症的媽媽記性不好，天天不停致電問東問西。若果她因工作忙碌而沒聽電話，媽媽就會埋怨：「你又唔理我啦！」雖然她很疼錫媽媽，但認為自己的付出不被體諒，覺得「頂得好辛苦，就嚟頂唔順」。

吳劍珊指，很多照顧者並非有心傷害長者，但「年年月月咁照顧，睇唔到出路」，一旦壓力爆煲便可能「頂唔順」。

STORY

照顧要喘息

一名七旬婆婆長年在家中獨力照顧患晚期認知障礙症的丈夫。由於沒有扶抱工具，瘦小的婆婆要扶抱高大的丈夫，感到非常吃力。有時扶丈夫離床，她會要求丈夫一起「出力」，他卻沒有反應。婆婆覺得很委屈，認為丈夫故意不配合：「明明可以自己企起身，點解唔做呢？」她向芷若園社工坦言：「有時頂唔順，我都會拍吓佢。」

在社工建議下，婆婆開始帶丈夫去日間護理中心，讓自己有喘息空間，閒時去長者中心參加活動，夫妻關係亦得以改善。

給照顧者的社區資源

鄰居若觀察到照顧者不妥，可以介紹一些社區支援照顧者的資源和服務。

1. 喘息空間

▪ 長者地區中心及鄰舍中心提供社區暫託服務，讓照顧者有空間「唞一唞」；因輪候需時，當感到有照顧壓力時，應盡快申請。

▪ 不同社福機構提供護老者支援，提供暫託、上門看顧、替假等服務：

博愛醫院 - 照顧者花園在美孚

專責暫託認知障礙症人士

電話 / WhatsApp：9171 9593

面書專頁

賽馬會友「伴」同盟「護老者支援計劃」

為有需要的護老者提供臨時或緊急服務，包括上門看顧、中心暫託、陪診等。

基督教家庭服務中心（九龍東）：3613 0752

聖雅各福群會（香港島）：5110 0354

救世軍（九龍中）：3905 3380

香港聖公會麥理浩夫人中心（新界西南）：2423 5489

（其他地區的照顧者，可聯絡就近地區的負責機構參與計劃）

2. 家居照顧服務

聯絡就近的綜合家庭服務中心、長者地區中心及鄰舍中心，為長者申請家居照顧服務。

3. 住宿暫託

截至 2022 年 9 月，社署透過 385 間津助及私營安老院，提供 1,720 個長者住宿暫託名額。但當中 1,388 個是偶然空置宿位，會優先編配予中央輪候冊內等候長期宿位的長者。

4. 情緒支援

- 長者中心、家庭服務中心均有社工提供情緒輔導。
- 芷若園、向晴軒、賽馬會和諧之家等非政府機構，提供 24 小時熱線支援。

* 更詳細的照顧者資源報導，可參閱《大人照顧者》系列〈1 社區資源篇〉

院舍有否妥善照顧長者？

香港院舍大多位於鬧市，街坊很容易可以從窗口，或者附近的公園等，發現院友有沒有被妥善照顧。

2015 年傳媒揭發大埔劍橋護老院有職員安排缺乏自理能力的長者在露天平台「剝光豬」，全裸或半裸超過一小時等沖涼，就是靠附近大廈的住戶目睹事件，讓傳媒跟進。

懷疑長者在院舍受虐，有以下申訴途徑：

1. 向院舍申訴

院舍須立即更換涉事員工，並安排社工跟進。

2. 向社署轄下服務單位申訴

例如長者地區中心、長者鄰舍中心、綜合家庭服務中心。

3. 向醫管局轄下的公立醫院、診所申訴

設有老人科的醫院都有一位聯絡醫生，負責檢查及診治受虐長者。如有需要，醫生會安排長者入院，並轉介老人精神科或臨床心理服務。如不用住院，醫生會轉介長者至醫務社工或讓其他專科作進一步評估。醫務社工會按照長者意願，轉介社署服務單位。

4. 向衞生署轄下診所申訴

醫生作初步輔導及診治後，會將長者轉介至醫管局急症室、老人科、老人精神科或其他專科服務。醫生亦可按長者意願，轉介社署跟進。

5. 報警

警方會按長者意願轉介去社署跟進，如涉及刑事，會考慮起訴施虐者。

「照顧者花園」詳細報導
《面對虐老》

照顧筆記

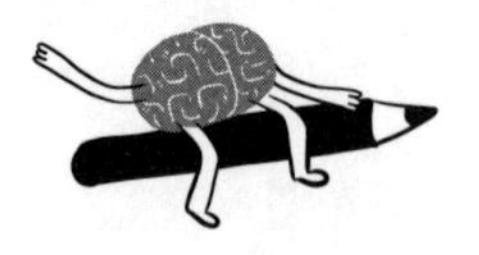

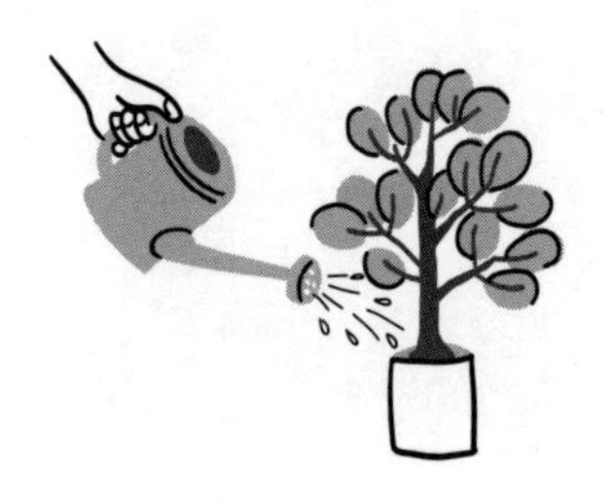

5 ｜ 平時點關心

虐老、走失、出現「垃圾屋」等等，代表鄰居長者已經發生問題，最好可以預早建立關係，彼此幫助。

昔日鄰里關係緊密，開門見到，點頭微笑說聲「嗨」；收工撞到，又問句「放工喇？」鄰里間互相關顧。然而現今鄰里關係淺薄了許多，大家連鄰居姓甚名誰，也未必知道。

當愈來愈多香港人上了年紀，絕大部份都待在家中，社區的支援更為重要。這一章希望讓大家懂得與隔壁長者培養關係、打開話題、建立互信。

STORY
順手拎埋飯

何嬸嬸患有情緒病，常對外人表達不快情緒。社工為她配對了一位街坊擔任關愛大使，「但她常說想死，每次都嚇親個大使。」後來社工了解到，說「想死」是一種情緒表達，希望換來別人關懷。眼見何嬸嬸步行能力變弱，難以上落樓，卻不獲批社區的送飯服務，社工便委託街坊為何嬸嬸順道取飯，以實際行動拉近大家距離，建立信任。

STORY

劏房戶更需協助

住在唐五樓劏房的林伯，曾經因中風住院，離院後體能衰退，不再「精靈」。幸好他與隔壁劏房鄰居曾一起參加樓宇內的大掃除活動，彼此相識，算是有個照應。社工著鄰居閒時幫忙關顧林伯：「劏房外通常有道大閘，不是人人能進，所以住在劏房的長者，更需要隔籬鄰舍的幫助。」

鄰居會幫林伯購買生活用品，留意他有否如常出入；曾因為未能致電林伯，就敲門問候，看看是否需要支援。

四個步驟 關懷鄰居長者

與長者建立關係，並非一朝一夕的事。鄰居要保持耐心，留意長者身心特點，再靈活使用不同溝通技巧，一步步維繫及鞏固彼此關係。

香港老年學會高級經理黃旭熙建議，可循這四個步驟，逐步與長者建立連結：

1. 結識及熟絡

辨識自己同層有哪幾戶長者，碰面時簡單問候，介紹自己。獨居長者特別需要關懷，「買多個生果送畀佢，或過時過節送吓嘢，令佢知道有人關心佢。」

建立基本關係後，可考慮交換電話，「當發現佢好耐冇出門、冇動靜，已經值得發短訊或致電問候，或直接按門鐘拜訪，無事咪當打個招呼，關心幾句。也可向座頭講返情況，讓保安上門探訪。」關係再熟絡的話，可邀請長者上門作客，這也讓長者擴闊社交圈子。

2. 平日觀察

如看見長者走路不穩、精神恍惚，可上前問候。這可能與三高、糖尿病、認知障礙症等長者常見疾病有關，鄰居不妨多了解這些疾病有可能導致的狀況。

3. 善用溝通技巧

宜：多肯定及讚賞長者，把話題聚焦在長者能處理的事項。黃旭熙舉例：「好多時老人家特別謙虛，話自己老喇，冇鬼用。我們可以提醒他『唔係呀，你可以落街買餸照顧自己，你最叻煮乜？』集中討論能引發他們肯定自己的話題。」

不少長者喜歡講年輕時的「威水史」，黃旭熙解釋：「長者能整合過往經歷，統合一生成就，對他們而言很重要。但如果鬱鬱寡歡，唔知將擁有嘅經歷帶去邊，將心事講畀邊個聽，佢會憂慮，加上退化或患病，情緒就更低落。」鄰居宜耐心傾聽，給長者足夠的時間表達自己。

忌：先入為主，詢問或評論太多家庭關係。例如問「新年有冇仔女嚟拜年？」或會刺中他們的痛處，可以問「新年怎過節？」「不如聽日過嚟同你拜吓年？」這樣間接也可得知長者的家庭關係狀況。

有些長者說話語調負面，黃旭熙舉例：「可能佢講『你話啲家啲後生係咪好唔生性？』你答佢係，有機會引發其不快情緒。咁可以答，『唔緊要，你有冇諗住聽日去邊？煮咩餸？』試試轉移話題到他能處理的事情上。」

4. 鼓勵參與有意義活動

多鼓勵長者走出家門，到就近中心參與活動、做義工，豐富日常生活。黃旭熙提醒，長者未必立即樂意應邀，鄰居不需太快向長者施壓，先認識、熟絡反而更重要，「唔好諗住自己係 agent，要帶佢去邊、見邊個姑娘。長者抗拒代表他背後感到不安，可能怕乜都唔識畀人笑。有時陪伴對長者更重要。」

與長者溝通時，語言及非語言同樣重要，除了談話技巧，也要注意眼神、表情、環境等。衞生署長者健康服務網站整理了以下溝通技巧：

1. 用心聆聽

耐心聆聽，設身處地去瞭解對方的想法，同時動動腦筋，分析對方說話背後的意思。

2. 速度及語調要適中

速度及語調要配合長者的需要，例如跟認知障礙症人士說話時，要慢一些；遇到聽覺不好的長者，大聲講話時要注意語調，但不要使長者誤會你在責罵他。

3. 適當詢問及回答

利用是非題引導長者回答，提問時可給予選擇，並使用簡單、具體的字眼。例如：「你想唔想落公園行吓？」避免開放式提問，例如：「你想去邊度？」多鼓勵長者主動回答溝通，避免只顧自己講。

4. 靈活轉換話題

當察覺到長者對話題不感興趣時，可利用身邊的事物轉換話題，例如：「你穿的衣服很有特色，是誰買給你的？」

5. 神情及姿態

保持眼神接觸。說話時輔以點頭、適當的手勢、握手、拍拍手背等姿態。但留意觸摸對方時，要顧及對方的性別和雙方的關係，不要過份親暱。

6. 因應長者個別的情況，配合適當的技巧

- **長者聽覺退化**

  說話大聲一點、速度慢一點，可鼓勵長者配戴適當助聽器，或者在長者聽力較好的一邊說話。

- **長者視覺退化**

  可多運用手勢和表情、以圖片或把訊息寫出來給長者看，並介紹周圍的人物及環境。

- **與長者立場不一樣**

  設身處地去瞭解對方的立場和感受，即時引證，減少誤解。留意自己的想法是否合理及有理據。留意自己及對方的情緒，有需要時加以紓緩。

- **環境受噪音滋擾**

  噪音會影響長者集中精神，宜減低環境干擾及噪音，提供舒適的環境。

- **留意環境是否提供足夠私隱**

  討論私人話題時，注意環境能否保障長者私隱，給對方安全感繼續溝通。

鄰居長者稱呼　　　　　　　　　　單位

特點（性格、健康情況等）

鄰居長者稱呼　　　　　　　　　　單位

特點（性格、健康情況等）

鄰居長者稱呼　　　　　　　　　　單位

特點（性格、健康情況等）

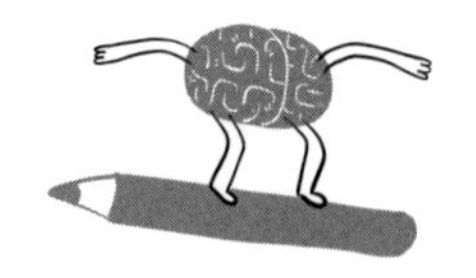

作為街坊，可以幫什麼？

6 | 社區有幫手

「遠親不如近鄰」，鄰居就像長者的守護者，也是應急的及時雨。當長者有異樣或需要關懷，鄰居可能最早察覺，也能最快伸出援手。

走多一步，有需要時找專業人士幫手：香港不論社署或非政府機構，都有各種支援長者的社區服務。

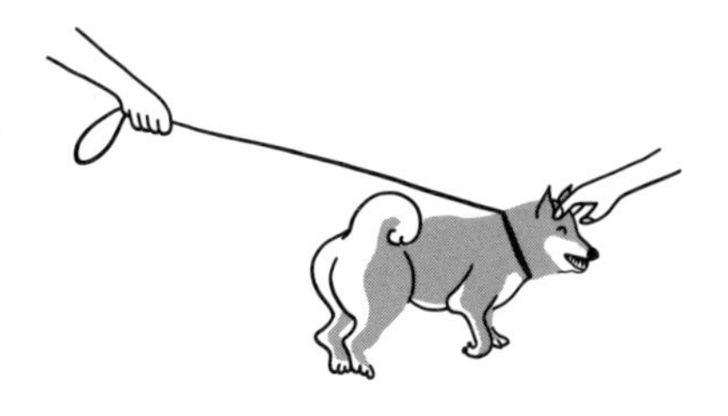

第一步：關顧對方

「講起社區照顧者，大家首先會想起長者的兒女，最多加個鐘點。但其實長者離家時，遇上的鄰居、保安、甚至巴士站長，都擔當著社區照顧者角色。」香港老年學會高級經理黃旭熙強調，若長者在社區內不適、迷路，甚至發生危險，社區照顧者可以發揮關鍵的援助角色。

然而現今的鄰里關係較昔日疏離，到鄰居間有所交流，很可能已是因為發生衝突。黃旭熙觀察到，處理衝突時，香港人偏好向第三方投訴，讓保安、警方等代為出頭，而非直接調解、溝通，「平時大家關上門不溝通，一開波就搵管理處處理，反而容易令鄰里關係更惡劣。」

他認為更好的做法，是先理解長者行為問題的成因：「例如長者電視開得好大聲，可能係因為聽覺不靈光，佢自己未必知。如果儲好多雜物，可能係缺乏安全感，想搵嘢包圍自己。」他建議鄰居先釋出善意，從對方角度出發溝通。如果不奏效，再找社會服務機構介入。

第二步：尋求社區服務

如果是一些簡單問題，例如搬搬抬抬，鄰居可以獨力幫手。但一旦碰上比較棘手的問題，例如囤積、噪音、遊走，甚至是虐老，鄰居未必處理到。初步了解情況後，可以找社工幫手。

社署轄下多個服務單位會跟進社區長者問題，但分工不同。如發現隱蔽長者、認知障礙症長者有異樣，或是懷疑受虐，可聯絡長者地區中心、長者鄰舍中心；精神健康、囤積問題，則由精神健康綜合社區中心（ICCMW）負責。

但即使搞不清楚權責誰屬，鄰居也不用苦惱。因為各個中心之間有協作，只要向其中一間就近中心求助，社工了解情況後便會轉介合適服務，關鍵是願意開口求援。

長者中心 上門關顧長者

每間長者地區中心各有一支「長者支援服務隊」，透過外展服務及社區網絡，識別有需要的隱蔽長者，然後定期家訪或電話關顧。鄰舍中心未必有外展隊，但都會有一名專責社工跟進隱蔽長者個案。

STORY
探訪兩年 終肯接受關顧

體弱的黃伯獨居，家中非常雜亂，只有一盞暗燈照明。雖然社工每逢過節，便會上門問候和送禮，平日也打電話關心，但黃伯始終很抗拒服務，甚至不讓探訪的社工進門，只肯在鐵閘前聊兩句。

直到有一次黃伯暈倒在家，社工幫他叫救護車。他出院後，終於願意接受服務。中心於是安排護士定期上門教他做運動，當他逐漸無法自理時，社工便幫手輪候安老院舍。

「話明係『隱蔽』長者，唔容易搵到。」浸信會愛羣社會服務處長者服務地區督導主任黃銀中強調，由鄰里發掘隱蔽長者很重要，隱蔽長者個案中，由鄰里轉介的佔了六成之多。

她的團隊會以這四個步驟，處理隱蔽長者個案：

1. 發掘個案

黃銀中表示：「搵隱蔽長者不能單打獨鬥，要同社區持份者合作。」除了擺街站宣傳，中心也會呼籲業主立案法團、互委會、商戶、鄰居等，多加留意社區的長者。她以葵青區的義工隊為例，「樓長一找到欠缺支援的長者，就會同我哋通風報信。」商戶也有角色，曾經有藥房老闆發現一名買藥膏的伯伯雙腳潰爛、發出臭味，攀談下知道他沒有支援，於是通知中心，讓社工為他安排街症。

2. 接觸及評估長者狀況

了解長者有否獲社區支援、使用長期護理服務。

3. 建立關係，每月定期上門探訪

關顧的方式層出不窮，譬如叫長者到中心取飯，然後趁機介紹服務，並邀請參加活動。

4. 適當時介入

進一步推介其他適合服務。例如男性長者的自尊心較高，社工會鼓勵他們參與獨居男士小組，從而建立聯繫，「最重要係出事肯求助，知道中心位置喺邊，有需要可以搵邊個」。

長者地區中心

長者鄰舍中心

綜合家庭服務中心

精神健康綜合社區中心 支援長者精神健康

如果涉及精神健康問題，會由全港28間精神健康綜合社區中心（ICCMW）負責，服務包括外展探訪、個案輔導、治療及康樂活動等。如果是認知障礙症人士，則會轉介長者中心跟進。

香港心理衞生會總主任余健新指，近年常見的長者精神問題，主要因疫情、子女移民引起；另外還包括健康問題、喪偶、朋友去世等。轄下的ICCMW由社工、護士、臨床心理學家、職業治療師等組成專業團隊，支援有情緒問題的長者。另有朋輩支援工作員，分享過來人的故事。

如情況危急，譬如長者有傷害自己或他人的傾向，鄰居應立即報警求助。

如不算危急，鄰居可通知就近的 ICCMW，或是向房署職員、管理處或區議員求助，經由他們聯絡 ICCMW。然後 ICCMW 會上門了解情況，並初步評估長者的精神健康及家居環境。如發現長者有囤積問題，會向房署反映及商量處理方法，有需要會轉介去一些專門處理儲物個案的機構。

如果長者住在唐樓或「三無大廈」，他坦言較難處理，建議鄰居先接觸長者家人或區議員，「然後我哋再同區議員一齊上去。」

精神健康
綜合社區中心

社工點跟進？

余健新指初次探訪時，如發現長者的精神狀況令人憂心，而長者又同意持續關顧，社工會立即「開file」，然後每星期至少上門或致電一次。

如問題嚴重，社工會嘗試說服長者求醫，或是與醫管局的社區精神科外展隊合作跟進：「搵精神科醫護一齊上門，幫長者做較全面的評估，睇吓有冇需要接受治療或入院。」即使病情輕微，社工亦會繼續上門跟進。如長者不願接受服務，社工便會要求房署職員巡樓時份外留意，有需要時再上門探訪。

長者也可直接到中心或致電求助，社工會於一至兩星期內，安排長者做評估，了解其精神健康狀況、抑鬱焦慮指數、獨立生活能力、家居安全等。

根據長者需要，社工會跟進約一年至一年半，有需要可安排職業治療、臨床心理輔導、肌肉訓練、上門運動訓練等。

除了社署轄下單位，不同社福機構也會提供支援社區長者的服務，內容及形式多樣化。

樓長計劃

「樓長係隱蔽長者的守護者，探熱針咁。一知道邊度有呢啲長者，就同我哋通風報信。」愛羣長者服務地區督導主任黃銀中表示。

所謂樓長，就是同一樓座或同一社區內的街坊，他們會對有需要的鄰里特別關顧，懂得轉介社區資源。近年不少社福機構推行「樓長計劃」，培訓熱心居民成為樓長。而社區投資共享基金（CIIF）是樓長模式的推動者之一，至今資助了 131 個由不同社福機構開展的樓長計劃，佔所有資助計劃的三份一。

CIIF 樓長培訓數據

至今共培訓：逾 8,000 名樓長

正活躍參與：逾 1,800 名樓長

計劃涵蓋：全港 45% 公共屋邨

「我們一直評估，發現樓長模式好有效，有樓長模式的計劃，社會共融、社區能力會建構得特別好，歸屬感特別強。」社區投資共享基金秘書處秘書長陳淑茵表示，樓長要認識當區不同資源，當發現街坊有情緒問題，「我哋唔會期望佢處理到，但要知道點轉介、搵咩社工、打咩電話。」他們也要學習溝通技巧，與街坊打開話匣子。

即使區內未有開展樓長計劃，但陳淑茵認為貴在有心，居民可以自發自助：「就算冇申請撥款，都可以 apply 呢個概念，可以叫『愛心大使』、『村長』，做類似角色。」

劏房樓長送暖

在深水埗兼善里推展的「有里和睦．情繫互動深水埗」計劃，是獲 CIIF 資助的計劃之一。明愛基層組織發展計劃社工貓姑娘指，兼善里劏房多，居民多為獨居長者、新移民和少數族裔，普遍欠缺社會支援。她原以為劏房居民流動性大，早出晚歸，未必有餘力關心身邊人，但居民比她想像中投入，「原來大家也有動機建立支援網絡，只是缺乏平台。」

區內唐樓衞生不佳，貓姑娘便以此為契機，先召開居民會議，再聯絡居民一起大掃除，順道「洗樓」，留意哪戶有長者或長期病患者。然後培訓街坊成為關愛大使，每兩星期探訪一次所配對的長者，有資源需要就轉介社工。

STORY

獨居伯伯變開朗

一位獨居伯伯原任職清潔工，因身體原因辭職，只靠長生津和積蓄維生。住在板間房的他，本來很抗拒關愛大使來訪，往往只願意談一兩句就關上門。

關愛大使堅持多次探訪後，發現伯伯很想去社福機構領取免費飯盒，但擔心儲了十多萬元「棺材本」，會不合資格。大使於是帶他問清楚，機構職員指他沒有入息、資產不算多，是可以取飯的。伯伯很開心，性格也變得開朗，很信任這位街坊，每次探訪都不捨得街坊離開。

貓姑娘強調，服務重點是建立鄰舍網絡，不只限於「樓長」的身份：「大廈其他街坊都會幫手關顧，試過有長者個電話聯絡唔到，就叫隔籬屋幫手敲門。」中心不時收到街坊電話，指隔壁長者狀態不好，社工便會上門了解。

如想成為樓長，或者想知哪區有樓長，可往當區社福機構查詢或在 CIIF 網站查看。

賽馬會「樂齡同行」計劃

「與社工相比，由長者去關心長者的情緒健康，可以是同樣有效，甚至更有效。」香港大學社會工作及社會行政學系公眾教育主任張博文指，賽馬會樂齡同行計劃套用朋輩支援概念，受培訓的義工猶如「精神健康生力軍」，支援有抑鬱風險的長者。

計劃自 2016 年開展，現已擴展至 18 區，年滿 50 歲人士可去長者中心報名。經評估確認適合參加後，會接受三階段培訓：

- 六小時計劃內容培訓，了解計劃背景及運作
- 十二小時精神健康急救（長者版）證書課程
- 六小時義工實習

完成培訓的義工，會協助推廣情緒健康活動，如社區活動、探訪和擺街站。表現滿意者可參加進階培訓，直接支援有抑鬱症狀的長者。

香港心理衞生會總主任余健新指，「樂齡同行」計劃附設於ICCMW，受訓義工會定期上門探訪長者，並為長者進行精神健康評估，了解他們的需要、高危程度，例如自殺或傷害他人的可能性。此外也會了解長者的強項和興趣：「例如知道佢好叻摺紙、繡花、煮嘢食，對日後介入、提高其社區參與好有用。」

電話：3917 1759

網站

面書專頁

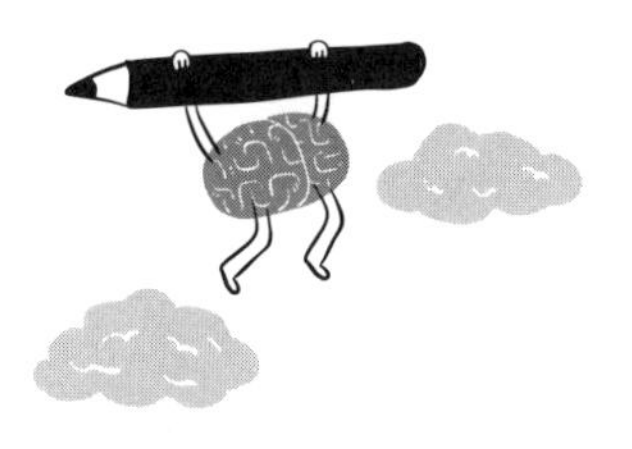

書籍編輯　陳曉蕾
書籍助理編輯　宋霖鈴
專題編採團隊　蕭煒春、宋霖鈴、劉偉琪
書籍設計　Half Room
插畫　@o_biechu

出版　大銀力量有限公司
九龍油麻地上海街 433 號
興華中心 21 樓 03-04 室
bigsilver.org

發行　大銀力量有限公司
承印　森盈達印刷製作
印次　2022 年 10 月初版
規格　120mm×180mm　140 頁

BIG SILVER
COMMUNITY
大銀力量